# DES

# HÉMORRHOÏDES

## LEUR GUÉRISON CERTAINE EN HUIT JOURS

PAR

## LE DOCTEUR H. DIBOT

---

**PRIX : 2 FRANCS**

---

Consultations du Dr DIBOT, de 3 à 4 heures, 15, rue de Maubeuge.

PARIS

1885

# DES

# HÉMORRHOÏDES

## LEUR GUÉRISON CERTAINE EN HUIT JOURS

PAR

## LE DOCTEUR H. DIBOT

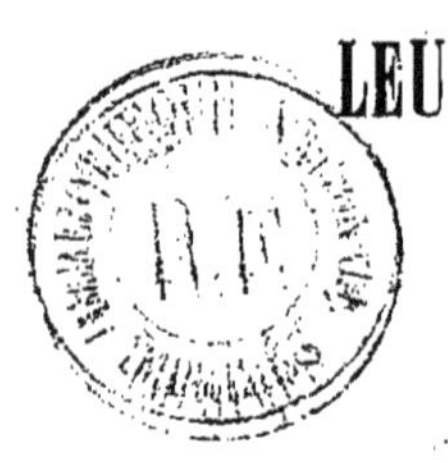

---

**PRIX : 2 FRANCS**

---

Consultations du D^r DIBOT, de 3 à 4 heures, 15, rue de Maubeuge.

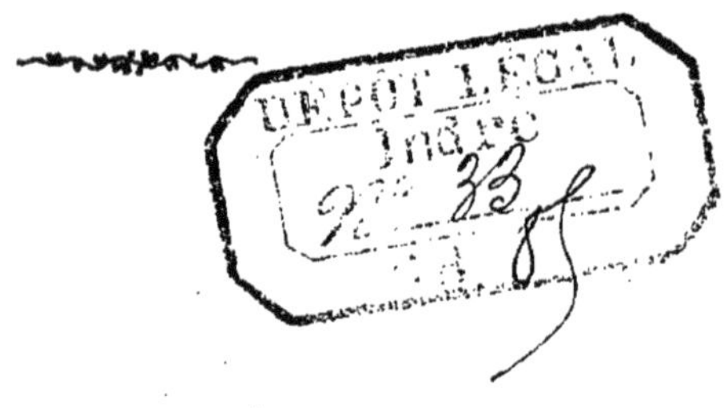

PARIS

—

1885

# PRÉFACE

Les brillants résultats, toujours couronnés de succès, du traitement des hémorrhoïdes par la dilatation, nous ont engagé à vulgariser ce mode de guérison si rapide, si simple et si physiologique.

Peu de médecins ont fait des recherches sur les causes et le traitement des hémorrhoïdes. Ils se sont bornés, le plus souvent, à recommander certaines précautions hygiéniques, les lavements froids, les laxatifs légers, les topiques calmants, les astringents.

D'ailleurs, la plupart des praticiens considèrent cette affection comme très bénigne. Quelques-uns même envisagent la congestion des veines du rectum et le flux sanguin qui en est souvent la conséquence, comme un dérivatif favorable produit par la nature et qu'il faut respecter.

Pourtant, il ne s'agit point ici d'une maladie de peu d'importance, comme nous allons le démontrer bientôt. Elle mérite à tous égards une grande attention et les violentes douleurs ainsi que les accidents parfois mortels qu'elle détermine, doivent engager les malades hémorrhoïdaires à avoir recours, au plus tôt, à un moyen aussi sûr qu'inoffensif, capable de les guérir radicalement en huit jours : la dilatation.

# DES

# HÉMORRHOÏDES

Les hémorrhoïdes sont des dilatations variqueuses des veines du rectum.

Elles peuvent avoir leur siège vers la fin de cette dernière partie de l'intestin, au-dessus du sphincter ou bien autour de la marge de l'anus. Dans le premier cas on leur a donné le nom d'*hémorrhoïdes internes*; dans le second, celui d'*hémorrhoïdes externes*.

Lorsqu'elles sont externes, ce qui est le cas le plus fréquent, ces dilatations sont peu prononcées à leur début et se montrent et disparaissent alternativement. Lorsque la maladie existe depuis un certain temps, la varice forme une petite saillie de la dimension d'une cerise ou d'une prune, tantôt dure et douloureuse, tantôt flasque et réductible. Elles sont alors bleuâtres et leurs parois sont minces. Plus tard, plusieurs petites saillies de ce genre s'adossent, et finissent par communiquer entre elles en constituant des tumeurs analogues à celles formées de tissu érectile. Cette transformation s'opère par suite de l'inflammation chronique déterminée par les dilatations variqueuses. Alors les hémorrhoïdes sont constituées par des tissus plus épais et ne présentant plus la teinte bleuâtre que nous avons notée plus haut.

La congestion violente des veines hémorrhoïdales et leur étranglement au niveau du sphincter de l'anus produisent souvent leur rupture, ce qui donne naissance aux hémorragies si fréquentes dans cette maladie. Elles provoquent aussi et entretiennent un état d'inflammation catarrhale de la muqueuse du rectum, laquelle se couvre de mucosités visqueuses, blanchâtres, que les malades rendent souvent en assez grande abondance.

Les caractères anatomo-pathologiques des hémorrhoïdes internes sont les mêmes. Elles ne se distinguent des hémorrhoïdes externes que par l'absence de tumeurs apparentes. Hâtons-nous d'ajouter que les hémorrhoïdes sont le plus souvent à la fois internes et externes.

## Symptômes.

Les hémorrhoïdes de forme commune apparaissent généralement d'une manière périodique.

Le malade éprouve d'abord de la constipation, des démangeaisons et des douleurs à l'anus ; parfois il est atteint de saignements de nez, de somnolence le jour et d'insomnie la nuit, de douleurs de la région des reins ; il est irascible et de mauvaise humeur. Puis survient de la fièvre précédée parfois de frissons. C'est alors que les tumeurs hémorrhoïdales apparaissent et qu'elles provoquent des douleurs vives et brûlantes. Fort souvent, il se produit en même temps un flux sanguin plus ou moins abondant.

Au bout d'un temps variable, les douleurs se dissipent, en même temps les tumeurs veineuses diminuent, puis disparaissent.

Ces attaques peuvent se présenter à des intervalles réguliers ou irréguliers. En temps ordinaire, les malades se plaignent de maux de tête, de dyspepsies ou mauvaises digestions, de douleurs musculaires. Ils sont affectés tantôt de constipation, tantôt de diarrhée. Lorsque les hémorrhoïdes sont internes, elles provoquent quelquefois des démangeaisons insupportables et des douleurs horribles ; si elles sont volumineuses elles peuvent, pendant les garde-robes, s'étrangler au niveau du sphincter de l'anus et présenter les mêmes caractères que les hémorrhoïdes externes.

Peu à peu les accès que nous venons de décrire se rapprochent et bientôt la maladie devient chronique, en ne présentant plus que des exacerbations irrégulières.

Les tumeurs hémorrhoïdales sont alors permanentes et, suivant le cas, sont molles ou résistantes. Elles s'accompagnent d'un écoulement de matières muco-purulentes souvent mélangées de sang.

La constipation habituelle donne souvent lieu à des hémorragies qui peuvent être très considérables lorsqu'une veine est lésée par les efforts de défécation et la dureté que présentent quelquefois les selles.

## Accidents graves qui peuvent être la conséquence des hémorrhoïdes.

L'inflammation purulente que causent les tumeurs peut s'étendre dans l'abdomen et provoquer une péritonite mortelle.

L'étranglement des bourrelets hémorrhoïdaux produit quelquefois leur gangrène, laquelle peut atteindre le rectum et amener la mort.

On observe parfois aussi comme conséquence de cette maladie les fissures de l'anus, lesquelles provoquent des douleurs intolérables, surtout au moment des selles, et la chute du rectum. Les désordres liés aux hémorrhoïdes et survenant dans d'autres parties de l'organisme ne sont pas moins graves. Notons surtout les hémorragies diverses (crachement et vomissement de sang), des vertiges, des apoplexies, des inflammations de la vessie, des affections du foie et de la rate, des coliques très violentes, des névralgies, des paralysies, des affections organiques du cœur, etc., etc. Les hémorragies fréquentes qui, comme nous l'avons dit, sont parfois d'une abondance excessive, amènent bientôt une anémie profonde caractérisée par de la pâleur, des hydropisies, des étouffements et des extravasations sanguines. C'est ce qu'on appelle la période de cachexie.

## Causes.

Les hémorrhoïdes sont causées par un étranglement des veines qui traversent la paroi rectale dans un anneau musculaire et viennent s'étaler ensuite sous la muqueuse ou membrane qui tapisse le rectum.

C'est ainsi qu'un étranglement de veines donne lieu à la formation d'un tronçon plus ou moins volumineux, de même que l'anneau du muscle soléaire, par l'étranglement des veines, détermine le développement des varices de la jambe. D'où il ressort qu'il suffit de faire cesser la contracture pour que l'étranglement cesse à son tour, que l'hémorrhoïde se vide et que la circulation se rétablisse normalement. Ainsi s'explique la réussite de la violence qui fait cesser la contracture, par suite la guérison radicale des hémorrhoïdes, le succès permanent de la dilatation.

La constipation favorise souvent les hémorrhoïdes ; mais toutes les personnes constipées n'en sont point affligées. Il faut donc admettre une prédisposition congénitale. L'hérédité a d'ailleurs une grande influence sur la production des hémorrhoïdes. On rencontre quelquefois des familles entières qui en sont affectées. Elles sont plus rares dans l'enfance que chez l'adulte, et atteignent surtout les personnes qui, par la nature de leur profession, sont obligées de rester longtemps assises ou à cheval ; celles qui se livrent à des excès de table, qui font un usage abusif des purgatifs violents, tels que l'aloès, par exemple. Les sujets qui sont hémorrhoïdaires à l'âge adulte ont été atteints dans leur enfance de vertiges, de saignements de nez et d'hypocondrie ; leurs veines sont généralement développées.

## Traitement.

Le traitement des hémorrhoïdes peut se résumer en deux moyens :

1° Médical, consistant en lavements froids, laxatifs légers, pommades, onguents et suppositoires calmants, astringents, pour les cas minimes ;

2° Chirurgical, la dilatation forcée pour les cas graves.

Nous allons reproduire ici, pour terminer et comme conclusion, une remarquable leçon du professeur Verneuil, résumée dans la *Gazette des Hôpitaux*.

« Depuis que la science chirurgicale existe, on s'est occupé des hémorrhoïdes, et il n'y a pas de maladies sur lesquelles on ait autant divagué comme importance, comme pronostic et comme thérapeutique.

« Les médecins qui les premiers ont traité cette question se sont prononcés contre toute intervention chirurgicale. Non seulement alors on rejetait bien loin toute opération, mais encore on considérait la présence de ces tumeurs comme un bienfait, leur suppression comme un danger. Cependant, au commencement du siècle, l'opération avait encore des adversaires décidés qui donnaient pour raison de leur abstention, que la nature se sert des hémorrhoïdes comme d'une sorte d'émonctoire ; on leur donnait ainsi une espèce de fonction purgative analogue à la menstruation chez la femme, et l'on supposait que leur suppression pouvait avoir les mêmes inconvénients que celle des règles.

« D'autres médecins soutenaient avec un peu plus de raison que l'ablation des hémorrhoïdes était dangereuse : il est vrai qu'autrefois l'arsenal chirurgical était moins riche qu'aujourd'hui et que l'on usait de procédés dangereux en réalité. Alors on employait l'incision comme méthode palliative lorsqu'elles étaient sorties, qu'elles formaient un bourrelet rougeâtre. Jean-Louis Petit conseillait l'incision comme un moyen de soulagement. Moi-même, il y a quarante ans, tandis que j'étais interne de Lisfranc, j'ai pratiqué, d'après ses instructions, la saignée des hémorrhoïdes, saignée dont le danger était dans la blessure des veines et d'un tissu pathologique, entraînant parfois la mort par pyohémie, en tout cas ne remédiant à rien. On eut alors recours à l'incision, procédé également dangereux par les hémorragies graves auxquelles elle donnait lieu, hémorragies intra-rectales nécessitant le tamponnement du rectum, ce qui est toujours fort dangereux. Et les individus mouraient de l'hémorragie ou du tamponnement. L'excision fut abandonnée pour la ligature du bourrelet. Ce nouveau moyen avait encore ses dangers, il pouvait entraîner la mort; il donnait lieu à des douleurs extrêmement violentes, à la formation de débris gangréneux, il déterminait parfois de la phlébite, laquelle se communiquant par la veine porte, amenait aussi des accidents de pyohémie. J'en ai vu mourir plus d'un.

« Plus tard, on songea à la destruction des hémor-

rhoïdes par une opération non sanglante, par l'emploi du
fer rouge. Plus d'un de nos confrères s'en sert encore
aujourd'hui. Cette cautérisation peut se faire par trois
procédés : 1° celui d'Amussat, dans lequel on prenait
le bourrelet dans une sorte de capsule métallique desti-
née à garantir la marge de l'anus et l'on cautérisait
ensuite avec le fer rouge ; 2° Philippe Boyer se servait
successivement de trois cautères coniques, quelque peu
analogues au fer des soudeurs, un grand, un moyen et
un petit, que l'on plantait successivement dans l'anus.
A cette époque, on ne se servait pas encore de chloroforme, de telle sorte qu'en réalité le procédé était hor-
rible quoique efficace et non dangereux, tellement hor-
rible qu'aujourd'hui tous les vétérinaires eux-mêmes,
sans exception, le renieraient.

Mais une réforme médicale fut inaugurée par l'ap-
parition de l'écraseur linéaire. Le malade était endormi
et l'écraseur coupait sans perte de sang et sans douleur
aussi, grâce au chloroforme. Le procédé donnait d'excel-
lents résultats, mais il avait le grave inconvénient de
donner lieu à une cicatrice circulaire autour de l'anus,
à un véritable anneau cicatriciel, par suite à un rétré-
cissement de l'anus, moindre cependant qu'avec le fer
rouge. Devant un pareil résultat, on imagina de seg-
menter le bourrelet, de le couper en deux, trois ou qua-
tre fois. J'ai imaginé aussi, à l'imitation des Lyonnais,
un procédé de cautérisation au moyen de trochisques
caustiques (pâte de Vienne, chlorure de zinc, etc.). Puis
j'eus recours à la cautérisation ponctuée, interstitielle,
du bourrelet avec le galvano-cautère, laquelle déterminait

ainsi une phlébite adhésive de bonne nature, donnait de bons résultats et, en somme, était une opération peu douloureuse. Cependant, quand arriva le thermo-cautère, je trouvai là un agent encore plus sûr, que je plongeai à des profondeurs variées selon le volume du bourrelet, et qui me donna de très bons résultats. Pendant ce temps, certains chirurgiens expérimentaient les attouchements avec l'acide nitrique, renouvelés à dix ou douze jours d'intervalle, jusqu'à formation du tissu cicatriciel. — L'opération était horriblement douloureuse.

De très bonne heure, j'ai adopté l'écraseur de Chassaignac, et, depuis 1854, époque où je fus nommé chirurgien du Bureau central, je l'ai continuellement employé soit contre certaines affections de la langue, soit contre les hémorrhoïdes.

Sur ces entrefaites, j'ai découvert la pathogénie des hémorrhoïdes, dont les anciens ne se doutaient pas. Je m'étais dit que, pour savoir ce que c'était que des hémorrhoïdes, la première condition était de les examiner, et de même que pour connaître la pathogénie des varices, je les injectai sur le cadavre avec un peu de suif et bleu de Prusse. Mais pendant vingt ans je suis resté sur ma découverte sans en tirer parti.

Récamier, qui avait un esprit à l'envers, mais très ingénieux, avait imaginé l'opération de la fissure à l'anus par la dilatation, et Maisonneuve, avec son remarquable génie chirurgical, après avoir adopté la dilatation de Récamier pour la fissure à l'anus, eut l'idée de l'employer aussi contre les hémorrhoïdes très douloureuses, et guérit ainsi à la fois celles-ci et la fissure qui les complique si fréquemment. Quant à moi, je proposai aussi cette dilatation en formulant plus nettement la théorie de Maisonneuve, c'est-à-dire : 1° la dilatation pour la fissure simple ; 2° la dilatation pour la fissure avec hémorrhoïdes ; 3° la dilatation aussi pour les hémorrhoïdes simples. Au même moment, le docteur Fontan (de Lyon) arrivait à des conclusions identiques. Donc Fontan d'un côté, Verneuil de l'autre, après Maisonneuve, ont préconisé la dilatation de l'anus. C'est alors que je me rappelai ma découverte de vingt ans auparavant sur la pathogénie des hémorrhoïdes, laquelle pathogénie, pour le dire en passant, a été découverte depuis lors deux fois, mais je m'empresse d'ajouter sans aucune intention de plagiat.

Cette pathogénie, la voici : les hémorrhoïdes sont causées par un étranglement des veines mésentériques supérieures qui traversent la paroi rectale dans un anneau musculaire et viennent s'étaler ensuite sous la muqueuse du rectum, et c'est ainsi qu'un étranglement de veines donne lieu à la formation d'un tronçon plus ou moins volumineux ; de même que l'anneau du soléaire, par l'étranglement des veines, détermine le développement des varices de la jambe. D'où il ressort qu'il suffit de faire cesser la contracture pour que l'étranglement cesse à son tour, que l'hémorrhoïde se vide et que la circulation se rétablisse normalement. Ainsi s'explique la réussite de la violence qui fait cesser la contracture, par suite la guérison radicale des hémorrhoïdes, le succès permanent de la dilatation.

« Cette dilatation, pour réussir, ne doit pas être faite

seulement avec les doigts, qui n'agissent que sur les fibres inférieures du rectum ; elle doit être pratiquée, le malade étant préalablement chloroformé, avec le spéculum de Ricord d'abord, avec celui de Lisfranc ensuite, qui permet une dilatation suffisamment considérable. Elle doit être faite lentement, progressivement, dans l'espace d'une demi-minute environ. Le résultat en est merveilleux et la guérison radicale est obtenue sans aucun danger en une huitaine de jours. La dilatation est l'opération par excellence. Il est bien entendu que lorsque les hémorrhoïdes sont le siège de quelque sphacèle, j'attends pour intervenir que tous accidents aient disparu. »

Nous avons traité. par la dilatation, plusieurs centaines de cas graves chez des hémorrhoïdaires malades depuis longtemps et qui étaient désespérés de ne pouvoir être débarrassés de leur mal. Nous n'avons pas eu encore un seul insuccès et nous ne pouvons que chercher à faire connaître ce mode de traitement si simple, si inoffensif et si sûr.

CHATEAUROUX, IMP. AUPETIT.

# TRAVAUX DE L'AUTEUR :

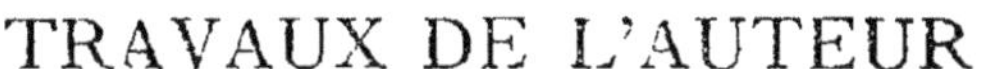

**Extinction des Maladies vénériennes**, Moyens préservatifs généraux, particuliers et spéciaux, avec un exposé de la prostitution. Planches coloriées. — Chez Dentu, éditeur, Palais-Royal, 17 et 19.

**Des Pertes ou Flueurs blanches**. Insufflations vaginales et intra-utérines. Méthode nouvelle de traitement. — Chez E. Dentu.

**Accouchement naturel d'un Enfant vivant** pendant le cours d'une grossesse extra-utérine. (*Gazette obstétricale* du 5 juin 1876.)

**La Femme**, ses malaises et ses maux les plus fréquents.

**L'Enfant**, soins hygiéniques du premier âge.

---

## CABINET DU DOCTEUR DIBOT

### 15, rue de Maubeuge

*Consultations de 3 heures à 4 heures et par Correspondance.*

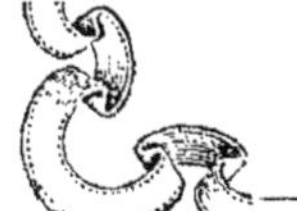

CHATEAUROUX, IMPRIMERIE A. AUPETIT.